AF315413

RÉDUCTION SPONTANÉE

DES

FRACTURES EN GÉNÉRAL

ET PLUS PARTICULIÈREMENT DES

FRACTURES DE JAMBE

PAR

Le Dʳ G. DAGRON

Ancien interne des hôpitaux
Chargé du service de massothérapie dans les salles de M. le Dʳ J. CHAMPIONNIÈRE,
à l'Hôtel-Dieu.

Communication faite à la Société médico-chirurgicale de Paris

SÉANCE DU 10 DÉCEMBRE 1900

CLERMONT (OISE)

IMPRIMERIE DAIX FRÈRES

3, PLACE SAINT-ANDRÉ, 3

1901

RÉDUCTION SPONTANÉE

DES

FRACTURES EN GÉNÉRAL

ET PLUS PARTICULIÈREMENT DES

FRACTURES DE JAMBE

PAR

Le Dr G. DAGRON

Ancien interne des hôpitaux
Chargé du service de massothérapie dans les salles de M. le Dr J. CHAMPIONNIÈRE,
à l'Hôtel-Dieu.

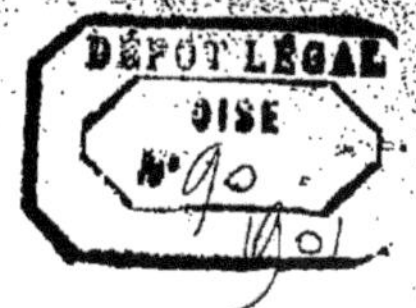

I

Depuis que la souffrance a été calmée par le chloroforme, la morphine, la cocaïne, que les opérations peuvent être parachevées sans être gênées par la résistance volontaire ou involontaire de l'opéré, que les appareils sont appliqués avec plus d'aisance et de sécurité lorsque la résistance musculaire est vaincue par l'anesthésique, le malade devient lâche devant la douleur, et nous mettons nous-mêmes chirurgiens une sorte de coquetterie à satisfaire nos pauvres blessés en leur évitant bien des impressions pénibles que les examens de nos pères recherchaient au besoin.

Je me souviens de nos triomphes lorsque nous appuyions sur le point douloureux et que la voix du malade émettait presque simultanément sa vive plainte, comme l'eût fait un timbre électrique après une pression sur un bouton d'appel ; j'ai encore devant mes yeux le tableau de tout un service de chirurgie venant constater la crépitation osseuse avec mobilité anormale après l'examen et le diagnostic du chef de service et de ses internes. C'était une fracture du tibia au tiers inférieur avec une déformation manifeste, un gonflement très accentué ; sur le conseil du professeur de clinique pour bien reconnaître les symptômes de la mobilité anormale et de la crépitation osseuse, chaque élève devait saisir le fragment inférieur d'une main, puis le fragment supérieur de l'autre, et imprimer à chaque main un mouvement en sens contraire. Quelques-uns s'y reprenaient à plusieurs fois, soit que leur perception fut moins fine, soit que le malade n'eût pas émis une note d'un timbre assez élevé.

Ai-je besoin d'insister beaucoup sur l'effet déplorable d'un semblable supplice, blâmable dans sa barbarie, s'il eût été utile, et qui, ne s'autorisant d'aucune nécessité n'aurait pas dû être imposé à un tel blessé : autre temps ! . . . . .

L'aspect du membre, sa déformation, les quelques mouvements que je peux demander au malade d'exécuter devant moi sans trop de douleur, la localisation de cette douleur, plus tard le gonflement, les ecchymoses et surtout l'ensemble de ces symptômes déjà si nombreux constituent un tableau aux lignes et aux couleurs assez nettes pour qu'on n'aille pas rechercher encore ce symptôme brutal de la crépitation quand même. Laissons-le aux temps héroïques où les amputations se faisaient sous le nuage léger de la pipe de l'opéré, en attendant l'heure où les opérations se feraient sous les vapeurs d'un pulvérisateur phéniqué.

S'il ne s'agissait encore que de degrés dans le courage, nous trouverions bien les opérés d'autrefois. Non seulement cette souffrance est inutile, mais elle est nuisible chaque mouvement communiqué aux fragments déchire, désinsère un peu plus de périoste, et les chevauchements deviennent plus faciles, les réductions, les coaptations plus difficiles, l'apparition des esquilles que ce périoste déchiré va produire deviendra plus fréquente, le cal sera plus irrégulier. Les mouvements imprimés aux fragments peuvent être aussi nuisibles que ceux que le blessé exécute lorsque, se souvenant de cet aphorisme absurde, qui conseille de se relever et de courir quelque peu, il tente de se mettre debout, de poser le pied à terre et de faire quelques pas.

En dehors de ces imprudents aux principes pathologiques trop peu rationnels, la plus grande partie de nos blessés est devenue timorée ; de peur de souffrir, de compliquer une fracture, ceux-ci attendent qu'on les relève, qu'on leur place un appareil provisoiré bien fixé, bien solide, laissent le chirurgien enlever les vêtements, la chemise, la chaussure, opérer le premier examen, appliquer le premier pansement, disposer le premier appareil.

Il est bon d'encourager semblable crainte, semblable prudence, disons même semblable méfiance ; les résultats de nos traitements n'en deviendront que meilleurs, puisque les symptômes n'auront pas été aggravés. J'ai vu sous mes yeux se produire une perforation de la peau de la cuisse par une fémur fracturé ; le blessé ramassé sur la voie publique, transporté à l'hôpital, voulait s'aider pour passer du brancard sur le lit ; il poussait soudain un cri, et portait sa main (quelle main !) sur la pointe aiguë d'une esquille osseuse qui transperçait la peau. Cette pointe correspondait à l'extrémité inférieure du fragment supérieur du fémur fracturé à la région moyenne, et présentait un éclat acéré au niveau de la ligne âpre. Il n'y eût heureusement aucune suite à cet accident secondaire ; mais il resta pour moi comme un exemple des plus frappants de la nécessité de la surveillance à apporter aux soins des blessés depuis l'accident même jusqu'au premier pansement.

Dans les fractures consécutives à des traumatismes peu violents, la fracture compliquée est assez rare ; ajoutons même que les déchirures périostiques sont, elles aussi, peu accentuées et les fragments peuvent être ainsi maintenus spontanément, surtout chez l'enfant, de façon à empêcher la moindre déformation. Il est cependant des cas où il existe une situation défectueuse des rapports des fragments, comme dans les fractures de cause plus brutale où les tissus profonds ont été contusionnés, déchirés. Les chirurgiens dans ces fractures réduisent les fragments de suite, en donnant quelquefois le chloroforme et appliquent l'appareil plâtré. Cette réduction est mauvaise sans chloroforme, les cris des malades, la lutte et la fatigue des bras de l'aide nous fournissent la preuve de l'insuffisance de ce moyen. Préférable quand on la tente sous le chloroforme, la réduction devient alors une véritable opération ; le membre gonflé est placé dans l'appareil plâtré qui devient défectueux et insuffisant quand le gonflement disparaît au 2e ou 3e jour, et il faut souvent remettre un nouvel appareil.

Les chirurgiens ont constaté le côté défectueux de la réduction des fractures par la traction des fragments pendant
l'adaptation d'un appareil plâtré. La plupart du temps le
muscle a été plus fort que l'aide qui tentait la réduction,
et celle-ci a été inutile ou insuffisante. Que de fois a-t-on
éprouvé la mauvaise surprise de fragments chevauchant
encore quand on a retiré l'appareil plâtré, ou de fragments
dont les axes se correspondaient mal !

Puisque la réduction avec ou sans chloroforme était insuffisante, on songea à aller directement s'attaquer aux fragments en les redressant, les adaptant, les fixant en les su-
turant au milieu de leurs muscles contracturés et malgré
l'action de ces muscles contracturés. Et puis, il n'y avait pas
que la contracture avec les réductions défectueuses qui en-
courageait le chirurgien à faire la suture, c'était le résultat
parfois médiocre de toute fracture soignée par les appareils,
même celle qui avait semblé bien réduite, bien guérie et
que la radiographie brutale lui montrait le plus souvent
comme très imparfaite ; pour tous ces motifs, on se proposa
de pratiquer la suture osseuse pour la plupart des fractures.

La suture osseuse trouva, comme l'appareil plâtré, comme
la mobilisation, des cas heureux et des cas difficiles.

Je ne veux pas insister sur les résultats vraiment déplo-
rables de la suture osseuse pour toute fracture : ce serait
trop facile de vaincre. Quelques bons cas ont réussi et ont
autorisé l'expérimentation de cas difficiles. Ceux-ci, en général, ont échoué, puisque la réduction n'a pas toujours été
maintenue, que souvent la consolidation ne s'est faite que
longtemps après les 6 jours d'immobilisation réglementaire,
qu'il y a eu des fistules après suppuration et même qu'il y a
eu des décès. Comment proposer, sans prendre de grandes
responsabilités, de semblables opérations à des familles qui
n'ignorent pas que les fractures se guérissent bien ou même
très bien sans opération sanglante ? Ce procédé doit donc
demeurer le dernier dans le choix des interventions, et
n'être entrepris que dans les cas très rares où il est absolument indiqué, après exclusion de tous autres.

On me présente, il est vrai, l'observation d'un adolescent
qu'on a suturé pour fracture du tibia à la région inférieure,

— 5 —

il y avait à peine déformation, l'opération a été très simple,
les suites de même. La guérison s'est faite en 35 jours : le
jeune homme marche bien, quoique son fil le gêne quelquefois, dit-il. Un appareil plâtré n'eût donc pas obtenu le
même résultat ? le massage et la mobilisation eussent
même agi plus vite et plus confortablement. Mais quand
nous apprènons que dans une fracture oblique, on dut réséquer quelques centimètres d'os pour obtenir la réduction,
que celle-ci, fort pénible au milieu de muscles qui se défen-
daient, a prolongé une opération laborieuse, que la coaptation est assez bonne, mais qu'il va falloir plus de deux
mois pour obtenir la consolidation, que la marche sera d'autant plus défectueuse que les muscles et les articulations
n'ont pas été mobilisés, que cette marche sera gênée par la
présence du fil dont se plaignent souvent les opérés, que
quelques-uns reviennent avec un trajet fistuleux, qu'une
claudication sera obligatoire à la suite de la résection, nous
gardons une prudente réserve, et tout en attendant des résultats meilleurs pour la suture, nous ne saurions trop faire
valoir la sagesse de notre méthode et la sécurité dans l'a-
venir de nos blessés.

En admettant que la suture osseuse, en progressant, s'a-
méliore au point de devenir une méthode rationnelle pour
certains cas, ne peut-on pas, avant d'en arriver à l'opération
sanglante, tenter la réduction spontanée avec ou sans massage, comme on doit la tenter avant de mettre un appareil
plâtré avec ou sans chloroforme.

En soumettant le résultat de mes observations sur les malades dont je donne l'observation, mon but est précisément de démontrer que, dans la chirurgie des fractures, il
faut souvent compter sur l'appareil musculaire pour obtenir spontanément ou avec l'aide du massage la réduction
des positions anormales des fragments ; il vaut mieux *persuader* le muscle plutôt que de chercher à le vaincre par
la violence.

II

J'aurais pu apporter les détails de nombreuses observations où la contraction musculaire a joué un rôle im-

portant, où le massage a donné des résultats très précis
sur cette contracture. Je me suis contenté d'en choisir six
dont je donne le résumé ci-joint, afin que l'on puisse y
constater que bien souvent les déformations qu'on veut
corriger de suite, se réduisent d'elles-mêmes, qu'il est par
conséquent inutile d'avoir recours d'emblée à une réduction par traction, de placer de suite un appareil plâtré, et,
à fortiori, d'opérer la suture osseuse après résection de
fragments. On y verra que l'expectation seule est arrivée à
bout de la déformation, et qu'on peut et doit remettre toute
intervention à un moment ultérieur pour laisser à l'action
musculaire le temps de réparer les déformations. Nous
pourrons en déduire l'importance de l'examen des muscles
du membre blessé, la connaissance exacte de la forme des
fragments et de leur situation et quelques considérations
sur le traitement des fractures de jambe.

Ces six observations ont été choisies à dessein : il y a
des fractures à trait à peu près horizontal ; d'autres sont
dites spiroïdes ou en V ; l'une est bimalléolaire, l'autre sus-
malléolaire, d'autres sont dans la diaphyse tibiale. Les
unes sont quelque peu incoercibles, les autres sont ne tte-
ment réduites. Dans toutes, la réduction s'est faite sans
manœuvres, après le massage, une fois même sans qu'il y
eût massage, tout à fait spontanément. Dans deux cas, on
comptait sur la réduction facile, dans deux autres on es-
saya par quelques manœuvres sans chloroforme ; dans
deux autres on était sur le point de donner du chloroforme
et de mettre un appareil plâtré. Quelques chirurgiens eussent proposé à deux malades de les suturer, d'autres eussent suturé quatre de ces blessés. La plupart eussent
appliqué à tous, après traction réductrice, un appareil
plâtré le premier ou le second jour.

En résumé, ces six observations contiennent à peu près
toutes les conditions qui guident nos divers modes d'intervention pour les fractures de jambe, quelle que soit la
variété observée.

Il nous a paru intéressant de faire constater que dans
des formes aussi diverses la contracture musculaire a ses
mêmes effets, se réveille et disparaît suivant les mêmes in-
fluences et que, malgré la gravité des symptômes, on pou-

vait presque toujours compter sur le retour au calme des membres contracturés.

OBSERVATION I

Fracture des deux os de la jambe.

M. X..., âgé de 35 ans environ, après une chute d'automobile à toute allure, se fait transporter directement chez lui, défendant qu'on touche à sa jambe blessée. Il appelle de suite son médecin qui, devant une déformation très accentuée du bas de la jambe, ne veut rien entreprendre sans l'aide du chirurgien.

La bottine et les vêtements sont retirés avec les plus grandes précautions pour éviter d'exagérer les déformations ou de produire une fracture compliquée. La jambe est au repos sur le lit, le genou dans la demi-flexion : le pied est en extension exagérée sur la jambe, qui est déprimée, la partie inférieure étant à angle obtus de 135° environ sur la partie inférieure. Le tendon d'Achille fait une forte saillie ; le triceps est dur, contracturé, douloureux au toucher ; le malade ne supporte pas facilement l'examen, d'autant plus qu'il est fort impressionnable.

Il est de toute évidence qu'il existe une fracture de l'os de la jambe vers la région inférieure. Comme le blessé redoute le massage, par suite des préjugés qui lui font supposer que ce massage sera fort pénible, on décide de laisser la jambe au repos pendant 24 heures dans une gouttière en fil de fer. Le membre y est placé de façon que le talon, le mollet, le tendon d'Achille reposent sur l'ouate du fond, puis, après avoir placé la bande qui maintient le membre blessé dans la gouttière, on conseille au malade de faire des mouvements des orteils fréquemment et sans aller jusqu'à douleur ; on a pour but de faire prendre confiance.

Le lendemain le malade raconte qu'il n'a plus souffert à partir d'un moment dans la nuit où il sentit un craquement. En examinant la jambe, on voit que la fracture est réduite : l'angle à sinus postérieur n'existe plus, le triceps n'est plus sensible. La jambe est massée en dehors de la gouttière, au niveau de la fracture située au tiers inférieur, oblique de haut en bas et d'arrière en avant. — Gonflement, ecchymoses. — Massage des os, des tendons, des muscles : mobilisation du pied, du cou-de-pied et du genou. On conseille au malade de faire dans sa gouttière des mouvements des orteils et du genou ; le malade demande qu'on lui laisse le genou fléchi pour permettre le relâchement des muscles jumeaux.

Le massage eut lieu chaque jour et le malade ne ressentit

plus jamais les douleurs insupportables des contractures du début. Au 25ᵉ jour, on commença à faire lever le blessé qui marcha d'une jambe, plaçant l'autre sur une chaise qu'il avançait du bras. On le fit tenir debout au 32ᵉ jour, et le 36ᵉ jour il marchait dans son appartement.

OBSERVATION II.

Fracture de jambe gauche au tiers inférieur.

Mme D. (Jacinthe), 49 ans, mécanicienne, est entrée à l'Hôtel-Dieu, salle Ste-Marthe, lit n° 20 bis, le 13 novembre 1900. Accident le 11 nov. Chute d'une échelle, le pied pris entre deux échelons et tordu pendant la chute. La tête avait porté sur le sol, le pied était resté fixé entre les barreaux.

À l'examen, en dehors des plaies contuses de la face et du cuir chevelu, on constate que la jambe gauche est fortement tuméfiée dans la région tibio-tarsienne. Rougeur. Phlyctènes. Déformation très accentuée. Luxation du pied en arrière. Extension forcée. Mobilité anormale. Le pied n'est pas seul luxé, il existe une fracture des deux os de la jambe ; au tibia la ligne de fracture est oblique et son extrémité inférieure est à 5 cent. au-dessus de la ligne articulaire ; le fragment inférieur a suivi le pied en arrière. Dépression en arrière de la fracture, formant un angle à sinus supérieur résultant de la déformation antéro-postérieur. Le fragment inférieur est porté un peu en dedans ; il est immobilisé dans cette double déformation contre le fragment supérieur. En le touchant, on réveille de la douleur au niveau du trait de fracture. On n'insiste pas dans cet ordre de symptômes (recherche de la douleur) suivant l'habitude du service de M. Championnière. Les muscles jumeaux sont très sensibles, très durs au toucher et la malade se plaint d'ailleurs de douleurs généralisées dans toute la jambe blessée. On lui demande vainement de faire mouvoir son pied ; en revanche, elle remue ses orteils, mais avec peine. Raideur du genou.

La malade raconte qu'on a tenté de redresser son pied, qu'on a échoué et qu'elle a ressenti une très vive douleur dans son mollet.

Le premier jour, massage de tous les muscles de la jambe, après avoir massé très légèrement la région de la fracture ; mais ce massage est fait suivant la méthode de douceur extrême employée dans le service de l'Hôtel-Dieu. Les muscles reprennent confiance et deviennent moins durs. La réduction de la fracture pourrait être tentée, mais on ne l'essaye pas, désirant éviter

, toute douleur ; en revanche, on peut étudier plus facilement la fracture elle-même. Le tibia a été fracturé suivant une ligne oblique de haut en bas et de dedans dehors ; l'obliquité s'étend sur une longueur de quatre centimètres environ. La fracture du péroné siège assez haut, près de la région moyenne. Les gaines synoviales des tendons qui passent au cou-de-pied sont remplies de sérosité.

Après le simple massage exécuté sans mobilisation du cou-de-pied, mais en permettant la mobilisation des orteils et du genou, on place la jambe dans une gouttière en fil de fer de façon que le talon et le mollet reposent sur l'ouate dans le fond. On maintient simplement sans serrer, pour que le membre puisse exécuter tous mouvements, mais limités.

Le lendemain le gonflement a presque totalement disparu, les muscles ne sont plus douloureux, *la réduction s'est faite spontanément*. Le talon est encore un peu parti en arrière, mais les fragments sont en rapports normaux ; il n'existe aucune dépression osseuse sensible en avant ni en arrière du tibia. Les mouvements de flexion et d'extension du cou-de-pied se font avec un peu de douleur. On continue le massage et la malade sera traitée ainsi jusqu'à la fin de la consolidation de sa fracture.

Au bout de quatre jours le tibia est aussi droit du côté blessé que du côté sain. Le massage est continué chaque jour et après avoir retiré la gouttière en fil de fer le 25e jour, on la fait lever le 10 décembre (30e jour). On est en droit d'espérer que la malade guérira sans aucune complication.

OBSERVATION III.

Fracture des deux os de la jambe gauche.

T.....(Albert), âgé de 41 ans, employé de commerce, est entré le 28 janvier 1899, salle Saint-Côme, lit n° 11, dans le service de M. Championnière à l'Hôtel-Dieu. Par suite d'une poussée le malade était tombé de sa hauteur.

On constata qu'il existait du gonflement, de l'impotence, de la douleur, de la déformation de la jambe gauche près du cou-de-pied. Il y avait une fracture dont le trait oblique descendait jusqu'à l'épiphyse tibiale à 2 centimètres au-dessus de l'articulation. La fracture du péroné était située un peu plus haut. Le pied était fortement étendu sur la jambe et maintenu dans cette position par une contracture très accentuée du triceps sural.

Devant cette déformation il fut décidé qu'on mettrait un appareil plâtré. En attendant, on massa les muscles de la jambe et la région fracturée pour obtenir le calme de ces mus-

cles et l'absence des douleurs : le lendemain on retrouve dans
la gouttière métallique la fracture réduite, et depuis ce moment, comme la réduction s'était maintenue assez correctement,
on continua de masser le membre jusqu'à consolidation parfaite.

Le trait de fracture était tel que la réduction se maintint
facilement et sans raccourcissement aucun. La mobilité de l'articulation tibio-tarsienne permit au malade de marcher très correctement avec rapidité : la consolidation s'était faite au bout de
34 jours ; le blessé quittait l'hôpital, marchant sans aucune
claudication, sans se servir de béquille, ni même de canne.

OBSERVATION IV.

Fracture de l'extrémité inférieure du tibia gauche.

L..... (Léopold), âgé de 27 ans, tailleur, est entré à l'Hôtel-
Dieu dans le service de M. Championnière, salle Saint-Côme,
lit n° 12. L'accident, arrivé le 20 juin 1899, deux jours auparavant, consistait en une chute par suite de glissement.

Le blessé avait été placé dans une gouttière et il raconta
qu'en plaçant l'appareil, on avait fait la remarque que le pied
était déboité : comme la douleur était trop violente quand on
essayait de le redresser, on s'était contenté de le laisser en cette
situation, et il fut trouvé, en effet, avec une grande déformation.

Le trait de fracture est oblique de haut en bas, de dehors en
dedans et d'arrière en avant. Le péroné est fracturé à hauteur de
la partie supérieure du trait de la fracture tibiale. Le fragment
inférieur et le pied sont entraînés en arrière par la contracture des muscles du mollet qui sont durs, et douloureux. Ecchymoses, gonflement, impotence fonctionnelle.

On ne tente pas de rechercher la crépitation, ni la mobilité
anormale, mais le blessé raconte qu'un médecin de la ville a
reconnu les symptômes après les avoir recherchés.

Le malade était mal placé dans sa gouttière en fil de fer :
sous prétexte de ne pas le faire souffrir, on l'avait mis la cuisse
en rotation externe, la rotule était en dehors, le pied de même,
aussi celui-ci reposait-il sur les bords de la gouttière et non
au fond.

Massage très léger ; on ne fait aucune tentative de réduction. On place la jambe en position normale dans la gouttière,
le talon et le mollet au fond. Liberté de mouvement des jointures, et recommandation de leur faire exécuter tous mouvements très limités.

Le malade, qui n'avait pas reposé depuis l'accident, s'endort après le massage et se repose ainsi jusqu'au lendemain. En retirant l'appareil, on voit que la réduction s'est faite spontanément et complètement. Le malade raconte que dans la journée, deux ou trois heures après le massage, il ressentit un ressaut au niveau de la fracture, il n'attacha pas d'autre importance ; toutefois, il se souvient que les mouvements qu'il exécute depuis lui font moins de mal aux muscles du mollet.

Cette réduction se maintint. On put continuer à soigner ainsi le blessé qui guérit après consolidation au bout de 30 jours. On commença à faire de suite l'éducation de la marche, et le 34e jour, le 23 juillet, le fracturé de jambe quittait l'hôpital marchant sans claudication, n'ayant qu'un demi-centimètre de raccourcissement.

OBSERVATION V.

Fracture bimalléolaire gauche.

B..... (Clémentine), âgée de 67 ans, blanchisseuse, est entrée à l'Hôtel-Dieu, dans le service de M. Championnière (Sainte-Marthe, n° 18), le 2 avril 1899.

L'accident eut lieu le 30 mars, elle tomba de sa hauteur.

Le jour de l'entrée, on constate gonflement, ecchymoses phyctènes, et surtout déformation, pied luxé en arrière et fortement étendu sur la jambe par contracture des muscles du mollet. Il y a aussi une déformation dans le sens latéral, déviation du pied en dehors. La fracture du péroné siégeait à 4 travers de doigt au-dessus de la pointe de la malléole. La malléole interne a été arrachée tout à fait à sa base entraînant en arrière une bonne lamelle de l'extrémité inférieure du tibia.

Avant de faire la première séance de massage, un externe, pensant qu'on mettrait un appareil plâtré le matin même, fit avec l'aide d'un infirmier des tractions longues et violentes pour vaincre la contraction musculaire. Cette tentative très douloureuse échoua. Après une première séance de massage, la réduction est obtenue sans douleur, mais la déformation se reproduit peu à peu, les muscles se remettant en contracture.

Le lendemain, la même déformation persistait ; on songea à appliquer un appareil plâtré sous le chloroforme, lorsque, se rappelant de la tentative de réduction violente de la veille, on se décide à faire de nouveau (je le fais moi-même) le massage très doux des muscles contracturés, puis on replace, sans tenter la réduction, la jambe dans la gouttière en fil de fer. La réduction se fit spontanément, se maintint et depuis persiste dans sa bonne situation. La déformation latérale, toutefois, ne put être corrigée complètement, on redressa le pied, mais l'écartement malléolaire persista. Aucun appareil plâtré n'aurait, d'ailleurs, corrigé cette irrégularité, et toute compression eût été nuisible pour rapprocher ces malléoles et diminuer l'excès de largeur de la mortaise tibio-péronière.

D'ailleurs, si nous considérons la fracture, le traitement remplit son but aussi parfaitement que possible. La malade sortait de l'hôpital le 9 mai. Elle marchait déjà très correctement depuis huit jours, attendant son tour pour partir en convalescence au Vésinet.

OBSERVATION VI.

Fracture en V des deux os de la jambe droite.

D..... (René), 31 ans. garçon de restaurant, est entré salle Saint-Côme à l'Hôtel-Dieu, lit n° 19, le 26 janvier 1899. Le matin même, il était tombé dans un escalier d'une hauteur de deux marches.

L'examen révèle de suite une fracture oblique et spiroïde du tibia dont l'extrémité du fragment inférieur correspondait en haut et en arrière à une pointe située à l'union du tiers moyen et du tiers inférieur de l'os, et en bas faisait une encoche qui d'oblique devenait horizontale, recevant une sorte de pointe correspondant à la partie la plus inférieure du fragment supérieur. C'était le type de la fracture en V de Gosselin, et comme il existait de la douleur jusqu'à la ligne tibio-tarsienne, on dut penser que le fragment inférieur avait été fendu par le coin du fragment supérieur. Gonflement, phlyctènes, déformation.

Déplacement du pied, en arrière et en dehors. On tente en vain la réduction du fragment; contracture des muscles du mollet. Œdème considérable du pied. Le péroné est fracturé très haut.

A cause de cette déformation et de la gravité de cette variété de fracture, on songe dès le premier jour à mettre le membre dans le plâtre. L'appareil ne doit être mis que dès que le gonflement commencera à diminuer. En attendant, on fait du massage dans les cinq premiers jours.

Le matin du 5e jour, en retirant le membre de la gouttière métallique pour le masser, on constate que la réduction s'est opérée spontanément, mais que, vu l'obliquité du trait de fracture, il y a encore un fort chevauchement; on masse de nouveau le blessé et on constate que, le chevauchement, ou plutôt

— 13 —

l'ascension du fragment inférieur, est très faible ; en tout cas
le tibia est droit. On profite de la circonstance pour poser
de suite l'appareil plâtré qu'on peut placer sans grande traction, puisque la réduction est faite. Et, en effet, lorsque le 20
février, vingt jours après, on retire le plâtre, les fragments du
tibia sont en bonne position, et il n'y a que 2 centimètres de
raccourcissement.

Le massage aidant, la consolidation se fait peu à peu, et le
3 mars le malade est assez solide pour qu'on commence à le
faire marcher. L'éducation de la marche se fait rapidement et
le 10 mars il n'existait aucune claudication.

III

Dans les traumatismes, il est d'habitude de reconnaître
le principal organe blessé et de ne porter son attention que
sur cet organe à l'exclusion de toute lésion du voisinage. Il
y a fracture d'une diaphyse, nous n'observons que la solution de continuité de l'os blessé. Nous sommes attirés tout
d'abord par la cause, puis le mécanisme ; nous observons
ensuite tous les symptômes subjectifs et objectifs de cette
fracture, sa situation, sa forme, sa variété, ses complica-
tions. Nous diagnostiquons fracture de l'humérus, fracture
du tibia. Nous ne savons pas, pour ne pas nous y arrêter,
si les muscles voisins, les vaisseaux, les nerfs, la peau sont
contusionnés, rompus déchirés, etc. Ces tissus n'attirent
pas notre attention. En revanche, nous connaissons fort
bien l'évolution de notre fracture qui va se consolider peu
à peu et que nous suivrons aussi exclusivement, jusqu'à
consolidation complète. La déduction est toute faite : c'est
la consolidation qui forme la limite de nos soins ; l'os est
solide, cela doit suffire. C'est au contraire le moment où
nous sommes le plus utile au blessé. Il doit se servir de cet
os, grâce à des jointures mues par des muscles, qui sont eux-
mêmes nourris par des vaisseaux, dirigés par des nerfs et
les divers organes doivent être, après consolidation du cal,
tout préparés à recommencer la nouvelle éducation du membre blessé. Il faut que la contusion ait été bien violente
pour qu'on songe aux muscles, aux tendons, aux vaisseaux
et aux nerfs, pour qu'on les soigne dès le début !

Aussi, pour éviter cette tendance à ne considérer que l'os fracturé, devons-nous toujours envisager chaque traumatisme, quel qu'il soit, comme une contusion de membre s'adressant à presque tous les organes, à toutes les variétés de tissus qu'on y rencontre, chaque organe, chaque tissu réclamant des soins particuliers. Dans tout trauma, l'organe le plus important, auquel il faut donner le plus de soin est le muscle : nous pourrions citer nombre d'exemples, qu'il s'agisse de fracture, de luxation, toujours le muscle est contusionné, le muscle souffre et se plaint à sa manière : il se défend lui-même, ou cherche à protéger les organes voisins en les immobilisant, les fixant ; il ne réussit pas toujours, agissant aveuglement ; mais, pour obtenir cette immobilisation, il se contracte avec violence. Cette contraction persistant devient douloureuse et passe à l'état de contracture, état pathologique qui peut se terminer par la rétraction et la dégénérescence fibreuse du faisceau musculaire.

En dehors des causes directes, le muscle peut réagir dans la fracture comme dans la luxation par reflexe dont le point de départ réside dans les filets nerveux du périoste et de l'os rompus, de la capsule fibreuse déchirée, de la synoviale contusionnée...

L'étendue des lésions musculaires varie : tantôt ce sera un faisceau musculaire, tantôt un muscle entier, celui qui est le plus voisin de la région de la fracture ; tantôt ce sera un groupe de muscles d'une même région, tantôt un groupe de muscles dépendant d'un même territoire nerveux. Tous ces détails sont utiles à connaître. Si on désire lutter contre les effets de la contracture musculaire, il faut bien la connaître.

Il existe encore une cause de variétés, de la contracture musculaire dans les divers traumatismes, c'est le degré de nervosisme du blessé. Sans entrer dans les détails de l'hystéro-traumatisme, on peut rappeler que cette affection est une contracture plus ou moins étendue, à un faisceau, à un muscle, à un groupe de muscles voisins de la région traumatisée, qu'il s'agisse d'une entorse ou d'une fracture grave. Cette contracture se réveille souvent après plusieurs jours ; elle persiste et même augmente dès que le blessé peut récupérer quelques mouvements par suite de guérison ou d'amélioration de la fracture ou de l'entorse. Elle est absolument indépendante de la volonté, et le malade qui cherche à raisonner ou à vaincre brutalement sa contracture, ressent une vive douleur; il assiste à l'augmentation du territoire des muscles contracturés et il exécute avec une plus grande difficulté des mouvements qu'il faisait auparavant, sans ressentir aucune gêne.

Il y a donc une méthode pour éduquer ces muscles hypersensibles. Il faut les étudier avec soin ; les bien reconnaître, savoir l'état de tous les muscles adjuvants, c'est-à-dire de ceux dont les mouvements aident ou complètent ceux que ces névrosés exécutent ordinairement. Ainsi, en cas de traumatisme du coude, le brachial antérieur est toujours contracturé. Il cherche à immobiliser le coude en flexion. Il faut pour lutter contre cette action connaître l'état du biceps et du long supinateur. On les trouve bien souvent contracturés aussi. Puis on observe les muscles opposants et on doit rechercher s'ils entrent aussi en contracture ou s'ils se laissent vaincre par l'action du muscle contracturé. Ainsi, le plus souvent, quand le brachial antérieur est contracturé, le triceps est au repos, mais il arrivera quelquefois que ses fibres seront aussi contracturées.

Et, précisément, lorsque les muscles de fonction opposée entrent simultanément en contracture, on se trouve en présence d'une complication de fracture qu'il faut chercher à combattre à cause de la fixation des fragments osseux en mauvaise situation. Il y a forcément diminution de longueur par ascension du fragment inférieur. Le plus souvent un seul côté se contracture et le plus souvent pour la jambe ce sont les muscles du mollet(biceps sural, jambier postérieur et fléchisseurs commun et propre) qui vont se contracturer et mettre le fragment inférieur en varus équin.

Il est assurément très important de bien connaître les muscles qui sont contracturés, à cause du diagnostic et du traitement de ces contractures. Notre expérience en kinésithérapie nous permet d'assurer à peu près la disparition de ces contractures ; d'ailleurs elles ne sont pas toujours très accentuées ; bien souvent elles cèdent aux premières pressions douces d'effleurage des corps charnus. Le repos suffit quelquefois pour qu'elles disparaissent spontanément et les muscles opposants peuvent, par suite de ce nouvel équilibre musculaire, replacer des fragments en bonne situation. C'est même le résultat de nos observations qui nous permet de conclure au petit nombre des contractures musculaires persistantes dans les fractures de jambe, et de considérer le plus souvent comme inutile le traitement par la suture, puisque les réductions se font spontanément après un ou deux jours de repos, ou après une ou plusieurs séances de massage des muscles.

IV

Avant d'être un organe de locomotion, le tibia est le principal os de sustentation : c'est l'os long qui supporte le poids le plus lourd. Le tibia doit donc, ainsi que le fémur, être dans la meilleure rectitude si le blessé veut marcher plus tard sans claudication. Cette rectitude suppose qu'il n'y a eu aucune diminution de longueur. On peut admettre que le squelette du membre supérieur présente quelque incurvation, quelque raccourcissement, sans que la fonction de préhension soit gênée. Pour la marche, il faut être plus sévère ; il doit y avoir juxtaposition des deux fragments osseux, et leurs axes doivent se continuer le plus exactement possible ; il est donc de la première importance de connaître la situation des extrémités des fragments, leur direction, leur forme ; c'est d'après la situation de ces fragments qu'on pourrait diviser les fractures de jambe.

Dans la première variété, nous rangeons les fractures de jambe sans déformation, avec ou sans grande mobilité ; la seconde variété comprendra les solutions de continuité du tibia avec mobilité et déformation divisant cette variété en deux groupes, suivant que la réduction sera ou ne sera pas incoercible.

La première variété est assez rare à la région moyenne chez l'adulte ; le périoste, plus épais chez l'enfant, maintient bien les fragments ; on trouve cependant chez l'adulte assez souvent de ces fractures de jambe où le tibia ne présente aucune déformation, pour que nous en ayons observé plu-

sieurs cas à Beaujon et à l'Hôtel-Dieu. La guérison s'est
faite simplement, le membre blessé était placé dans une
gouttière en fil de fer ; le massage et la mobilisation quoti-
dienne mettaient sur pied ces blessés au bout de trente jours.
Toute méthode de traitement pourrait s'enorgueillir de semblables résultats alors qu'ils sont dus surtout à la béni-
gnité des symptômes. Quelques chirurgiens, beaucoup
même (toujours trop nombreux !) mettront un appareil plâtré sous prétexte qu'il vaut mieux user de prudence ; nous
n'en voyons pas l'utilité et à fortiori nous rejetons toute
idée de suture osseuse : certes, le résultat serait heureux, et
encore, on nuirait sans doute à la rapidité de la guérison.
Cette variété renferme les cas assez fréquents de fractures
dites susmalléolaires dans l'épiphyse tibiale inférieure ; il y
a une certaine pénétration des fragments comme à l'extrémité inférieure du radius qui maintient les fragments. Le
traitement par le massage et la mobilisation donne des résultats si satisfaisants qu'on est en droit de douter de tout
autre, d'autant plus que les mouvements de la jointure sont
conservés intégralement.

Enfin, il existe encore une forme de cette variété que nous
avons eu l'occasion d'observer deux fois : c'est la fracture de
l'extrémité supérieure sous le plateau du tibia ; nous sommes encore dans une épiphyse ; on comprendra que le tissu
spongieux facilite l'écrasement, plutôt que la disjonction des
fragments ; ici encore les contractures sont rares, nous ne
nous arrêterons pas davantage sur cette variété.

Dans la suivante, au contraire, nous observons qu'à la
suite de la plupart des fractures de la diaphyse tibiale, il y a
déformation de la jambe, que cette déformation est quelquefois très accentuée, qu'elle est le plus souvent réductible,
et malheureusement cette réduction ne se maintient pas
toujours à souhait.

Le lieu le plus fréquent du trait de fracture est environ
l'union du tiers moyen et du tiers inférieur ; ce trait est ra-
rement horizontal ; il est le plus souvent oblique de haut en
bas, d'arrière en avant et de dedans en dehors, présentant
une forme héliçoïdale, la pointe du fragment inférieur correspondant à la crête tibiale ; d'où le nom de fracture spiroïde, puisque la ligne de fracture paraît descendre en spire

sur la diaphyse tibiale. Souvent la pointe de cette hélice se relève et forme une sorte de V ou de sifflet qui appuie sur une encoche correspondante du fragment inférieur, semblant menacer ce fragment et, suivant l'explication donnée par les anciens auteurs, causant cette fente verticale du fragment inférieur qu'elle divise en deux nouveaux fragments : nous retrouvons ainsi les dénominations de fractures en V et en sifflet, etc. Le péroné est fracturé un peu plus haut que le tibia.

Cette disposition oblique du trait de fracture favorise le chevauchement : il peut y avoir, en plus du V inférieur, d'autres encoches, d'autres irrégularités de la surface de fracture qui permettent la coercibilité des fragments, après réduction ; très souvent, la fracture réduite est incoercible.

Le lieu, la forme, la direction du trait de fracture nous sont fournis par l'examen direct, vue, interrogation et même manœuvres manuelles, si c'est nécessaire. La radioscopie devrait toujours être employée dans les cas difficiles pour aider le chirurgien à formuler un diagnostic précis des diverses qualités du trait de fracture, afin de bien diriger ses manœuvres de réduction.

Les déformations de la jambe se présentent à nous suivant plusieurs dispositions résultant de la contracture de muscles ou de groupes musculaires et attirant le fragment inférieur d'une façon plus ou moins exagérée, en avant, en arrière, en dehors, en dedans. Nous aurons les mêmes positions que pour le pied bot : ne retrouvons-nous pas les mêmes effets de contractures ?

Le plus souvent ce sera le triceps de la jambe qui, attirant en arrière le pied, le mettra en équinisme, et comme la surface de fracture est oblique, il y aura ascension du fragment inférieur en dedans, d'où pied varus équin ; si nous avons d'autres contractures, le pied sera talus, varus, valgus, et, suivant la direction du trait de fracture, cette position sera simple ou complexe.

Un groupe musculaire se contracture le plus souvent seul, après avoir vaincu la tonicité de ses opposants ; mais il peut se faire que tous les muscles de la jambe réagissent avec exagération ; la résultante sera l'ascension maxima du fragment inférieur, les fragments restant à peu près

parallèles, tout en chevauchant sur une longueur de plusieurs centimètres. Ce sont ces cas qui restent les plus difficiles, chez lesquels la réduction spontanée est impossible à
cause de la disposition des fragments, mais qui pourraient
être réduits avec traction plus ou moins légère après la résolution de ces mêmes muscles, soit que la résolution se
fasse à la suite du massage, ou sous le chloroforme, soit
qu'elle se fasse spontanément après un ou plusieurs jours
de repos du membre. C'est dans ces cas qu'on a eu tant
de peine à lutter contre la contracture musculaire, quand
on tentait la réduction immédiate pour mettre un appareil
plâtré quelques heures après l'accident. C'est dans ces cas
que la suture trouvera peut-être son indication, mais que
pendant l'opération, décidée trop tôt, le malade n'étant pas
assez loin dans l'anesthésie chloroformique, le chirurgien
éprouvera tant de difficultés pour réduire ses fragments
osseux, devra employer des instruments, formant levier
pendant que des aides tireront sur le fragment inférieur
pour épuiser l'action musculaire et se verra même contraint à réséquer quelques centimètres de diaphyse osseuse
pour pouvoir assurer la rectitude du membre. Aussi, pendant semblable opération, en prenant ce labeur à témoin,
est-il d'usage de déclarer qu'il est impossible de bien coapter des fragments autrement que par la méthode sanglante. Nous serons peut-être d'accord si le chirurgien qui
suture veut bien auparavant tenter de l'expectation, du
massage, de la traction légère sous le chloroforme, et quand
il sera contraint à opérer, il aura d'autant plus de facilité
qu'il n'aura pas à lutter contre des muscles qu'un travail
préparatoire aura, au contraire, quelque peu calmés...... Il
faut bien ajouter qu'en agissant ainsi, nous diminuerions
singulièrement les indications de la suture. Ne désirant
m'occuper que des réductions spontanées, je n'ai pas cité
d'observations correspondant à cette dernière forme des
positions anormales du fragment inférieur, puisqu'en cas
de contracture générale, il y a chevauchement, et que cette
déformation ne saurait être détruite spontanément. Au contraire, on comprend facilement que si le pied et le fragment
inférieur ont été portés en arrière par l'action du triceps de
la jambe, en supposant l'arrêt de cette action et le réveil

des muscles de la loge antéro-externe, c'est-à-dire des opposants du triceps, le pied reprendra à peu près sa position
normale. Si le pied a été porté en dehors et que les péro-
niers se calment, l'action du jambier postérieur replacera
approximativement le fragment inférieur dans la même direction que le fragment supérieur.

Dans tous les cas qui se rattachent à cette variété de fractures du tibia avec déformation, il est de règle d'observer
que le repos seul suffit pour diminuer au moins la contracture et l'aider à disparaître. La confiance revenant au
muscle malade, la sédation de ce muscle permet aux opposants d'agir par leur tonicité normale, et peu à peu de l'extension forcée, le fragment inférieur avec le pied qui le suit
passent à l'extension normale, c'est-à-dire à la continuité
des axes des fragments, si ceux-ci sont bien coaptés au
niveau de la fracture. Cette réduction persiste par suite
de l'équilibre musculaire, si rien d'anormal ne s'y oppose :
c'est ce que démontre l'obs. I.

Il n'en est pas toujours ainsi, car l'obliquité de trait de
fracture aide le chevauchement, et la contraction musculaire, toute normale, soit-elle, maintiendra ce chevauchement en dépit du repos et des manœuvres de massage :
celles-ci l'atténueront, l'annuleront pendant quelque temps,
mais cette réduction provisoire ne doit pas être notre guide ;
il faudra nous reporter à l'état du membre au moment où
on le sort de la gouttière pour le masser. Si à ce moment
le repos n'a accordé qu'une atténuation du chevauchement,
si le raccourcissement est de plus de 2 centimètres, il faudra employer d'autres procédés qui maintiendront les fragments en bonne situation jusqu'à formation du cal.

V

C'est précisément d'après la connaissance de la forme de
la fracture, de la contracture musculaire, de la déformation
que nous formulons l'indication de notre intervention. Et
comme l'expérience nous montre que dans bien des cas où la
réduction par traction ou dans l'appareil plâtré, voire par

la suture osseuse, a été devancée par l'action musculaire spontanée, il semble plus rationnel de l'attendre dans bien des cas. Doit-on compter sur elle sans l'aider ? Tel n'est pas notre avis : et c'est précisément pour cette raison que nous avons quelque peu progressé dans la méthode du traitement des fractures par le massage.

Il y a quelque quinze ans que deux élèves de M. Championnière, Franc, Laskine (1887), soignaient pour la première fois et guérissaient des fractures du tibia. C'était, je le veux bien, des fractures sans déplacement ; mais peu à peu on s'attaqua à des fractures moins faciles, et si les premières étaient juxta-articulaires, les fractures du corps de l'os n'étaient pas exclusivement livrées à l'appareil plâtré ; on massait ces blessés quelquefois, puis on appliquait un appareil pendant 30 jours et on les massait de nouveau. Depuis nous sommes devenus plus hardis et soignons par le massage et la mobilisation des fractures de jamba qui présentent même quelque déplacement.

L'avantage incontestable de cette méthode est de pouvoir surveiller chaque jour l'évolution du cal et de remédier à temps, à quelque irrégularité, à quelque complication. Le plâtre cause quelquefois des surprises, et il est souvent trop tard pour proposer un remède.

Dans la première variété, les fractures sans déformation, il suffit de retirer chaque jour le blessé de sa gouttière en fil de fer, de masser la région du cal (tibia et péroné), de faire quelque effleurage des muscles sensibles et durs, de faire des pressions plus vigoureuses sur les muscles opposés, d'assouplir le système ligamenteux du cou-de-pied, de mobiliser pied et genou. Chaque jour on vérifie la rectitude du tibia, on examine le voisinage du cal. Se produit-il des esquilles, le fragment supérieur a-t-il tendance à se porter en avant ? On fait une légère compression avec de l'ouate et une bande quand on replace le membre dans la gouttière. — Craint-on que le déplacement de la jambe chaque jour ne détruise la coaptation des fragments ? On peut satisfaire les timorés et ne masser les dix premiers jours que dans la gouttière en fil de fer. L'os sera solide vers le 30ᵉ ou le 35ᵉ jour : on pourra faire lever le malade vers le 35ᵉ jour et commencer l'éducation de sa marche du 35ᵉ au 40ᵉ jour. Il sera guéri sans aucune claudication, sans se servir de béquille, ni de canne.

Dans la seconde variété nous croyons utile de recommander d'éviter des examens douloureux, de faire des tentatives de réduction par traction sans chloroforme, en un mot, d'exercer toute manœuvre qui ne fera qu'exciter la fibre musculaire et rendre de plus en plus difficile la réduction de la fracture. Il ne faut pas prolonger trop longtemps le premier examen, quand on ne devrait préciser son diagnostic que le lendemain seulement. Le membre blessé est massé avant d'être placé dans la gouttière en fil de fer. Ce massage n'est qu'un effleurage général et devra toujours être terminé par une mobilisation active modérée des orteils et même du pied, celle-ci très limitée, puis on pose la jambe dans la gouttière bien garnie d'ouate, de façon qu'on évite de lutter contre la position vicieuse du fragment inférieur : ce serait réveiller encore l'action musculaire qui l'occasionne. Supposons que le pied soit en équinisme : on met la jambe de façon que le mollet repose entièrement au fond de la gouttière, que le talon y pose de même, et on glisse de l'ouate dans la concavité située au-dessus du calcanéum. La plante du pied posera très doucement contre la palette pédale de la gouttière. Le muscle triceps sural n'a pas ainsi à lutter contre une tentative de redressement, et il va le plus souvent se reposer : l'angle formé par les fragments, angle à sinus postérieur, aura alors tendance à s'ouvrir de plus en plus jusqu'à ce qu'il soit à peu près nul et que les axes des deux fragments se continuent.

C'est quelquefois après la seconde séance, après la troisième, au cinquième jour que les muscles entrent en résolution : il est bien rare que cette résolution, ainsi aidée, ne se rencontre pas. Je pense qu'il faudrait alors bien peu de chose pour persuader ces muscles, et si la déformation n'est pas jugée incoercible, la réduction manuelle pourrait être obtenue facilement après deux ou trois massages.

J'ai soigné par le massage et la mobilisation des fractures du tibia dont la réduction insuffisante maintenait deux centimètres de raccourcissement : il y avait un chevauchement qui diminuait au début après chaque massage, mais qui se reproduisait dans l'intervalle des séances. Je pensais que les blessés pourraient guérir et marcher régulièrement malgré ce raccourcissement, et, en effet, après quelques jours d'éducation musculaire, il n'y avait aucune claudication. Je considère ces deux centimètres comme une limite, d'autant plus que le raccourcissement de deux centimètres est de trois centimètres au bout de 6 mois ; à la suite des exercices, cette différence est à peu près insensible dans la fonction de locomotion.

Au-dessus de deux centimètres, je pense qu'il serait préférable de masser la jambe pendant 5 jours, puis de placer, après un massage prolongé, un appareil plâtré qu'on laissera 20 ou 25 jours, le temps nécessaire pour que le chevauchement soit tout à fait corrigé : on terminera le traitement par le massage, puis par l'éducation musculaire au 35e jour, quand la consolidation sera parfaite.

Enfin, il sera de rares cas où, par suite de l'obliquité des surfaces de fracture, ou de la contracture persistante des muscles, la réduction spontanée ou après massage ne sera pas faite au 5e jour ; la traction réduit mal. On devra alors, et alors seulement, tenter par la suture osseuse de coapter régulièrement les fragments du tibia. Or, c'est précisément dans ces cas qu'on éprouve tant de difficulté pour réduire en opérant et qu'il faut souvent recourir à la résection de l'extrémité d'un ou des fragments. En admettant que l'opération soit bien faite, le tibia sera droit, mais diminué de plusieurs centimètres, résultat qu'eût obtenu la consolidation par chevauchement.

De ces deux résultats, je préfère encore celui que l'opération me donne, mais je ne deviens pas pour cette raison un partisan convaincu de cette méthode pour toute fracture de jambe ; elle ne doit être employée que si la réduction ne peut être obtenue différemment.

166

9 782019 943592